# Früherkennung der Demenz

## Eine Information für Betroffene und Angehörige

d|u|p

# Früherkennung der Demenz

## Eine Information für Betroffene und Angehörige

**Wilhelm Stuhlmann und Tillmann Supprian**

d|u|p

**Bibliografische Information
der Deutschen Nationalbibliothek**

Die Deutsche Nationalbibliothek verzeichnet diese Publikation in der
Deutschen Nationalbibliografie; detaillierte bibliografische Daten sind
im Internet über http://dnb.dnb.de abrufbar.

© düsseldorf university press, Düsseldorf 2013
http://www.dupress.de
Einbandgestaltung: Malte Unterweg, Düsseldorf
Herstellung: docupoint GmbH, Barleben
Gesetzt aus der Linux Libertine und der URW Classico

ISBN 978-3-943460-38-4

# Inhalt

Wir danken der AOK Rheinland-Hamburg und der AOK Nordwest für die Unterstützung dieser Schrift im Rahmen der Projektförderung des Landesverbandes der Alzheimer-Gesellschaften NRW.

# 1 Einleitung

Behandlungsbedürftige psychische Störungen, die im Alter erstmals auftreten, finden sich bei insgesamt circa 30 % der über 65-Jährigen. Damit ist die Häufigkeit psychischer Störungen im höheren Lebensalter um circa 5 % höher als in den jüngeren Altersstufen. Demenzerkrankungen und Depressionen sind die häufigsten Störungen und kommen jeweils bei etwa 10 % aller Menschen über 65 Jahre vor.

**Die aktuellen Zahlen** der Deutschen Alzheimer-Gesellschaft aus dem Jahr 2012 belegen, dass in Deutschland gegenwärtig mehr als **1,4 Millionen** Menschen mit Demenz leben. Zwei Drittel von ihnen sind von der Alzheimer-Krankheit betroffen. Jahr für Jahr treten fast **300.000** Ersterkrankungen auf.

Infolge der demografischen Veränderungen kommt es zu weitaus mehr neuen Erkrankungen als zu Sterbefällen unter den bereits Erkrankten. Dies entspricht einem Anstieg der Krankenzahl um **40.000** pro Jahr beziehungsweise um mehr als **100 pro Tag**. Deshalb nimmt die Zahl der Menschen mit Demenz kontinuierlich zu. Sofern kein Durchbruch in Prävention und Therapie gelingt, wird sich die Zahl der Erkrankten bis zum Jahr 2050 auf etwa **3 Millionen** Menschen mit Demenz erhöhen.

Die Abgrenzung normalen Alterns von einer krankheitsbedingten leichten kognitiven Beeinträchtigung bis hin zum Krankheitsbild der Demenz stellt derzeit jedoch immer noch ein wesentliches diagnostisches Problem der neuropsychologischen Diagnostik bei Demenzerkrankungen dar.

Diese betrifft zunächst die Früherkennung von Risiken, die Diagnosesicherung und die rechtzeitigen Weichenstellungen zur Erhaltung der psychischen und sozialen Stabilität und der Therapie. Gerade unter dem Aspekt des stets anzustrebenden Erhalts des gewohnten Lebensumfeldes („demenzfreundliche Kommune") bieten sich Ansätze, Risikokonstellationen in Bezug auf eine spätere Demenzentwicklung zu erkennen und entsprechend zu handeln.

Handeln heißt auch, ein hohes Maß an Selbstbestimmung und Selbststeuerung trotz Risiko zu tolerieren und gleichzeitig den notwendigen Schutz und individuellen Hilfebedarf zu installieren. Dabei ist das Spannungsfeld zwischen Autonomie und Sicherheit oft ein Anstoß zur Entstehung von Konflikten.

Die subjektive Wahrnehmung der Gedächtnisstörungen nimmt einen breiten Raum ein und zeigt sich häufig in der Sorge um die geistigen Fähigkeiten, ohne eine objektivierbare Beeinträchtigung. Die von Sorge begleiteten subjektiven Gedächtniseinbußen können einen Zeitraum von mehreren Jahren umfassen und lassen durch einfache Fragen bereits eine Patientengruppe erkennen, die im weiteren Verlauf als Risikopersonen eingeschätzt werden können.

Die Identifizierung der leichten kognitiven Störungen stellt einen wesentlichen Schritt in der **Früherkennung der Demenzerkrankung** dar und stellt die Weichen zur Einleitung weiterer gezielter diagnostischer Maßnahmen. Die Symptome der leichten kognitiven Störungen gehören neben dem Alter zu den zuverlässigsten Frühzeichen einer späteren Demenzentwicklung.

Ein Schwerpunkt der Diagnostik liegt in der Früherkennung einer Demenz, das Stellen der Demenzdiagnose bereits zu dem Zeitpunkt, an dem die „Demenzschwelle" überschritten wird. Zu diesem Zeitpunkt sind die Demenzkriterien (beispielsweise nach ICD-10, siehe unten) nachweisbar. Tatsächlich wird die klinische Diagnose einer Demenz erst circa zwei bis drei Jahre später gestellt, als es mit den vorhandenen Leitlinien und diagnostischen Möglichkeiten derzeit geleistet werden könnte. Wertvolle Zeit zur Information, Beratung, Diagnostik und Frühbehandlung von sekundären Demenzursachen, Risikofaktoren und kognitiven Einbußen wird vertan.

## 2 Was ist eine Demenz?

Demenz ist der Überbegriff für verschiedene Krankheitsbilder, die neben Gedächtnisstörungen auch andere Hinweise auf eine Veränderung der Informationsverarbeitung (logisches Denken, Risikoeinschätzung, Planung), des Erlebens und Verhaltens sowie eine zunehmende Einschränkung der Kompetenz im Alltag aufweisen. Die Veränderungen müssen seit sechs Monaten bestehen, um zu vermeiden, dass akute Verwirrtheitszustände oder andere akute Zustände mit Demenz verwechselt werden.

Eine Demenz, wie sie oben definiert wurde, ist immer Folge krankhafter Veränderungen des Gehirns selbst oder die Folge von schädlichen Einwirkungen anderer Art auf das Gehirn und nicht allein die Folge des „normalen" Alterungsprozesses.

### 2.1 Internationale Kriterien einer Demenz

Um Krankheiten korrekt bezeichnen zu können und einheitliche Begriffe zu verwenden, wurde von der Weltgesundheitsorganisation (WHO) eine Klassifikation von Erkrankungen entwickelt. Die aktuell noch gültige Klassifikation heißt auf Englisch „International Classification of Diseases (ICD-10)". In Kürze ist mit einer neuen Ausgabe – der ICD-11 – zu rechnen.

Es gibt länderspezifische Ausgaben dieses Klassifikationssystems. In der Bundesrepublik Deutschland ist dieses derzeit die ICD-10-GM (German Modification). Diese wird vom Deutschen Institut für Medizinische Dokumentation und Information (DIMDI) herausgegeben. In der ICD-10-GM findet sich neben den vielen körperlichen Erkrankungen auch eine Klassifikation psychischer Störungen. In dem Abschnitt F00 werden verschiedene Demenzformen aufgeführt. Die ICD-10-GM unterscheidet vier Gruppen von Demenzen:

- F00 = Demenz bei Alzheimer-Krankheit

- F01 = vaskuläre Demenz

- F02 = Demenz bei andernorts klassifizierten Krankheiten

- F03 = sonstige Demenzen

Dabei werden diagnostische Leitlinien aufgelistet, anhand derer die Diagnose der jeweiligen Demenz gestellt werden soll. Für verschiedene Demenzformen benennt die ICD-10-GM also unterschiedliche Kodierungen. Die Kodierung einer Demenz gemäß der ICD-10-GM ist im deutschen Gesundheitssystem bindend und stellt die zentrale Grundlage der ärztlichen Dokumentation dar. Internationale Verbreitung hatten über mehr als 25 Jahre Kriterien gefunden, die von einer amerikanischen Forschungsgruppe entwickelt worden waren, dem „National Institute of Neurological and Communicative Disoders and Stroke and the Alzheimer's Disease and Related Disorders Association (NINCDS-ADRDA)". Diese Kriterien wurden speziell für Forschungszwecke entwickelt und unterscheiden eine gesicherte Alzheimer-Krankheit, eine klinisch wahrscheinliche Alzheimer-Krankheit und eine klinisch mögliche Alzheimer-Krankheit. Eine klinisch gesicherte Alzheimer-Krankheit kann nur durch eine neuropathologische Untersuchung des Gehirns nach dem Tode des Betroffenen festgestellt werden.

Im Jahr 2011 wurde eine neue Klassifikation der Alzheimer-Demenz durch eine amerikanische Arbeitsgruppe vorgeschlagen, die aus dem „National Institute on Aging (NIA)" und der „Alzheimer's Association" bestand. Gemäß dieser diagnostischen Kriterien werden drei Stadien der Alzheimer-Krankheit unterschieden:

• eine „nicht-symptomatische präklinische Phase der Alzheimer-Demenz"

• eine „symptomatische Prä-Demenz-Phase" und

• eine „Demenzphase"

Diese neue Einteilung trägt dem Umstand Rechnung, dass nach neuropathologischen Untersuchungen bereits viele Jahre vor dem Auftreten einer Demenz im Gehirn der Betroffenen Veränderungen gefunden werden können. In dieser Phase weisen die Betroffenen noch keine Symptome auf, der Krankheitsprozess läuft aber bereits und es wird im weiteren Verlauf der Erkrankung zum Ausbruch kommen. In der „symptomatischen Prä-Demenz-Phase" zeichnen sich bereits messbare Störungen der Gedächtnisfunktionen ab, die Betroffenen sind dadurch aber in Alltagsfunktionen noch nicht beeinträchtigt. In der „Demenz-Phase" liegen dann schließlich so deutliche Beeinträchtigungen der Gedächtnisfunktionen und anderer kognitiver Bereiche vor, dass die Alltagsfunktionen beeinträchtigt sind und die klinische Diagnose einer Demenz gestellt werden muss.

## 2.2  Welche Demenzformen gibt es?

### Demenz von Alzheimer-Typ

Die Alzheimer-Krankheit steht unter den Ursachen der Demenz mit rund 60 % an erster Stelle; häufig bestehen zusätzlich zerebrovaskuläre (der Blutgefäße zur Hirnversorgung) Schädigungen. Eine Überschneidung zur Lewy-Körperchen-Demenz wird zunehmend deutlich.

Über einen langen Zeitraum (bis zu 20 Jahre) kann die Erkrankung ohne klinische Symptome verlaufen. In dieser Zeit findet bereits der zunehmende Untergang von Synapsen (Nervenverbindungen) und Nervenzellen statt. Seit wenigen Jahren wird die Frage untersucht, ob sich in dieser Zeit bereits Veränderungen in der Persönlichkeit abzeichnen, die auf eine spätere Demenz hinweisen. Bestimmte Untersuchungen im Hirnwasser und Stoffwechseluntersuchungen des Gehirns und in bildgebenden Verfahren sind in dieser Phase bereits möglich.

Über die Ursachen der Alzheimer'schen Erkrankung gibt es verschiedene Vorstellungen, wobei wahrscheinlich mehrere Ursachen und Risikofaktoren zusammenwirken. Es gibt eine überwiegend vererbbare Form der Erkrankung mit einer familiären Häufung. Diese Form der Erkrankung tritt in weniger als 1 % aller Krankheitsfälle auf, beginnt häufig früh, das heißt zwischen dem 40. und 60. Lebensjahr und verläuft wahrscheinlich insgesamt schneller und dramatischer. Bei den übrigen Erkrankungsformen sind bei einem Drittel ebenfalls Erbfaktoren beteiligt, die jedoch an Einfluss verlieren, je später die Erkrankung auftritt.

Bei der Alzheimer'schen Erkrankung kann ein Verlust an Hirnsubstanz in bestimmten Arealen bis zu 50 % betragen. Die typischen Veränderungen treten zunächst an den Verbindungsstellen zwischen den Nervenzellen (Synapsen) auf, erfassen dann aber auch die Nervenzellen in bestimmten Gehirnregionen selbst und schließlich treten auch Veränderungen an den Blutgefäßen auf.

Alois Alzheimer, der bereits vor über 100 Jahren erstmals die Erkrankung bei einer 50-jährigen Frau beschrieb, fand Ablagerungen bestimmter Eiweißstoffe (sogenannte „Plaques") außerhalb der Nervenzellen. Die Ablagerungen (Beta-Amyloid) führen zur Unterbrechung der Verbindungen, das heißt der Signalübertragung zwischen den Nervenzellen und schließlich zum Zelltod. Diese Eiweißstoffe, die auch bei gesunden älteren Menschen in kleineren Mengen vorkommen, können nicht mehr abgebaut und abtransportiert werden.

Nach derzeitiger Erkenntnis gelten die Amyloid-Ablagerungen beziehungsweise eine stark vermehrte Bildung des Beta-Amyloids als eine wesentliche Ursache der Alzheimer'schen Erkrankung. Eine andere Eiweißverbindung, das Tau-Protein, ist Bestandteil des Nervenzellgerüsts und des Transportsystems der Nervenzelle. Bei Schädigung des Tau-Proteins im Rahmen der Alzheimer'schen Erkrankung kommt es zum Untergang der betroffenen Nervenzellen. In den betroffenen Nervenzellen lassen sich mit bestimmten Färbetechniken unter dem Mikroskop sogenannte „neurofibrilläre Bündel" im Gehirn von Alzheimer-Patienten erkennen. Beide Veränderungen, die Beta-Amyloid-Ablagerungen und die neurofibrillären Bündel, lassen sich bislang nur im Hirngewebe der verstorbenen Patienten nachweisen. Derzeit wird intensiv nach Möglichkeiten geforscht, die Gewebeveränderungen bereits zu Lebzeiten darstellen zu können.

Alle Erkrankungen, die unter dem Begriff „Demenz vom Alzheimer-Typ" zusammengefasst werden, weisen ähnliche Veränderungen auf. Treten sie im frühen Lebensalter (präsenil) auf, entspricht die Erkrankung dem ursprünglich beschriebenen Morbus Alzheimer und betrifft das Alter zwischen 40 und 65 Jahre (Demenz von Alzheimer-Typ mit frühem Beginn).

Die gleichen Veränderungen im Gehirn, nur bei sehr viel mehr Personen, finden sich bei der Demenz vom Alzheimer-Typ im höheren Lebensalter.

Da der durchschnittliche Krankheitsverlauf nach Stellung der Diagnose noch circa sieben bis zehn Jahre beträgt, erleben Personen, die sehr spät erkranken, das Vollbild der Alzheimer'schen Erkrankung aufgrund der natürlichen Lebenserwartung nicht mehr.

Je jünger jedoch ein Mensch beim Auftreten der Alzheimer'schen Erkrankung ist, umso mehr wird seine Lebenserwartung verkürzt. In Einzelfällen sind aber auch langsam fortschreitende und viel länger dauernde Krankheitsverläufe bekannt geworden.

## Vaskuläre Demenzen

Die nächsthäufige Demenzform wird durch Veränderungen der Hirndurchblutung verursacht und wird, wenn überwiegend Gefäße der Hirnrinde betroffen sind, als Multi-Infarkt-Demenz (MID) bezeichnet. Auch die kleineren Gefäße unterhalb der Hirnrinde können betroffen sein und verursachen eine subkortikale vaskuläre Demenz.

Bei den vaskulären Demenzen finden sich häufig Risikofaktoren in der Krankheitsvorgeschichte, die zu einer Störung der Gehirndurchblutung führen und frühzeitig behandelt werden können.

Als Risikofaktor Nr. 1 ist der hohe Blutdruck zu nennen. Infolge des zu hohen Blutdrucks wird die Entwicklung einer Arteriosklerose begünstigt, die verstärkt werden kann durch Zuckerkrankheit, Fettstoffwechselstörungen im Blut, Übergewicht und Rauchen. Wenn unter dem Einfluss dieser Risikofaktoren die Hirndurchblutung zunehmend in den kleinen Blutgefäßen gestört wird, kommt es schließlich auch zu Krankheitserscheinungen, die kleineren Schlaganfällen entsprechen, aber nicht gleich zu Lähmungen führen, sondern sich zunächst auf die geistige Leistungsfähigkeit oder die Steuerung des Gefühlslebens negativ auswirken. Inzwischen hat sich herausgestellt, dass die gleichen Risikofaktoren auch die Entwicklung einer Demenz vom Alzheimer-Typ fördern.

Bevor stärkere Hirnleistungsstörungen auftreten, finden sich bei den Demenzerkrankungen mit Durchblutungsstörungen häufiger nächtliche Unruhezustände, kürzere Verwirrtheitsepisoden, eine gefühlsmäßige Unausgeglichenheit mit vermehrter Reizbarkeit oder Neigung zum Weinen. Die Hirninfarkte sind häufig so klein, dass sie zumindest im Beginn der Erkrankung noch nicht einmal mit dem Computertomogramm sichtbar gemacht werden können. Im Laufe der Zeit kommt es aber auch zu deutlich sichtbaren Veränderungen im Computertomogramm. Einige seltenere, auch entzündliche Erkrankungen des Gehirns, können eine vaskuläre Demenz zur Folge haben.

## Parkinson-Demenz und Demenz mit Lewy-Körperchen

Die Demenz bei Parkinson-Krankheit tritt in der Regel erst nach vielen Jahren der Parkinson-Symptome auf. Zu dem klinischen Bild gehört eine erhebliche

Verlangsamung der kognitiven Prozesse (Denk- und Urteilsvermögen, Entschei-
dungskraft, Informationsverarbeitung, Sprachflüssigkeit) als Spiegelbild der mo-
torischen Verlangsamung. Antriebsminderung, depressive Verstimmungen und
Halluzinationen sind sehr häufig. Auch diese Kranken reagieren wie die Kranken mit einer Demenz bei Lewy-Körperchen extrem überempfindlich auf her-
kömmliche Neuroleptika. Aber auch bei den atypischen Neuroleptika ist Vorsicht
geboten.

Die Lewy-Körperchen-Demenz ist in den letzten Jahren ausführlich klinisch
und neuropathologisch beschrieben worden und scheint häufiger zu bestehen,
als früher angenommen. Es wird angenommen, dass bis zu 15 % oder sogar mehr
der Demenz-Erkrankungen Lewy-Körperchen-Demenzen sind.

Die klinischen Merkmale bestehen zu Beginn vor allem in rasch wechseln-
der kognitiver Beeinträchtigung, unterbrochen durch symptomfreie Intervalle.
Darüber hinaus kommt es zu optischen, seltener akustischen Halluzinationen,
die häufig von paranoidem Erleben begleitet werden. Auch depressive Verstim-
mungszustände, mitunter von erheblicher Ausprägung, können bestehen. Zusätzlich liegen Störungen der Motorik, die nicht mit dem Willen beeinflussbar
sind, bei der Parkinson-Krankheit vor (unter anderem Bewegungssteifigkeit, erhöhte Muskelspannung, Zittern); ferner kommt es zu häufig kaum erklärbaren
Sturzereignissen. Viele Kranke berichten über optische Halluzinationen (andere
Personen, vor allem Kinder) die aber stumm sind, die im Zimmer oder drau-
ßen gesehen werden. Bei den meisten Patienten mit Lewy-Körperchen-Demenz
besteht eine enorme Empfindlichkeit gegenüber allen Neuroleptika (NL), besonders den klassischen hochpotenten NL ( zum Beispiel Haloperidol), so dass kleine
Mengen schon verheerende Folgen haben können, wie zum Beispiel massive Be-
wegungsstörungen mit Gangstörungen und Stürzen, krummes Gehen, Schluck-
störungen, Verstärkung oder Auslösung einer Inkontinenz und anderes.

## Demenz und Depression

Kognitive Störungen bei depressiver Krankheit treten im Alter bei rund einem
Drittel der Betroffenen auf. Sie betreffen die Gedächtnisleistung, die Konzentrationsfähigkeit und die Geschwindigkeit der Denkvorgänge. Zwar ist der Ausprä-

gungsgrad der kognitiven Beeinträchtigungen meist gering; mitunter fällt aber die Abgrenzung gegenüber frühen Stadien der Alzheimer-Krankheit schwer.

Ein wichtiges Abgrenzungsmerkmal zwischen Depression mit kognitiven Störungen und leichtgradiger Demenz mit begleitender Depression ist, dass Störungen der Sprache, der Handlungsabläufe (Fähigkeit zu handeln) oder der Visuokonstruktion (Fähigkeit, komplizierte Formen und Muster zu erkennen und reproduzieren zu können) bei depressiv Kranken in der Regel nicht auftreten. Die Orientierungsfähigkeit im täglichen Leben ist erhalten.

Auch klingen die kognitiven Störungen bei Depression mit erfolgreicher medikamentöser Behandlung der depressiven Symptome rasch wieder ab.

Daher sollte jede depressive Störung, gleich welcher Ursache, regelrecht behandelt werden. Jede nicht erkannte und behandelte depressive Störung kann den Verlauf einer Demenz negativ beeinflussen.

### Frontotemporale lobäre Degenerationen

Frontallappendegenerationen sind vor dem 65. Lebensjahr in etwa so häufig wie die Alzheimer-Krankheit. Der Verlauf wird durch einen fortschreitenden Nervenzellverlust im Stirnhirn (frontaler Kortex) und den Schläfenlappen (temporaler Kortex) des Gehirns verursacht. Das durchschnittliche Erkrankungsalter liegt bei rund 58 Jahren, wobei es eine große Streubreite gibt (20 bis 85 Jahre). Die Erkrankung beginnt mit einer Veränderung von Verhalten und Persönlichkeit. Die Erkrankten erscheinen im Vergleich zu ihrem früheren Verhalten meist sorgloser und oberflächlicher. Ein Teil der Erkrankten zeigt enthemmtes, häufig sozial inadäquates, manchmal taktloses oder aggressives Verhalten. Nicht selten führt diese Enthemmung dazu, dass die Patientinnen und Patienten Bagatell-Delikte begehen oder unbedachte finanzielle Transaktionen durchführen. Bei einem anderen Teil der Erkrankten fällt von Beginn an eine zunehmende Antriebslosigkeit und Apathie auf. Sie ziehen sich aus Familie und Freundeskreis zurück, verlieren das Interesse an ihren Hobbys. Viele Erkrankte entwickeln einen ausgesprochenen Heißhunger, vor allem auf Süßes; andere nehmen nur noch bestimmte Speisen zu sich oder werden Kettenraucher.

Typischerweise ist die Krankheitseinsicht deutlich beeinträchtigt, die Erkrankten nehmen ihre Veränderung selbst nicht wahr. In der Pflege auftretende herausfordernde Verhaltensweisen sind deutlich ausgeprägt und wegen der fehlenden Krankheitseinsicht kommunikativ oder mit sozialen Maßnahmen schwer zu beeinflussen. Eher selten lässt sich bei den Personen eine depressive Symptomatik feststellen, gelegentlich auch nur vorübergehend. Mit oder nach dem Auftreten von Verhaltensauffälligkeiten kommt es zu einer Beeinträchtigung der sprachlichen Fähigkeiten mit Reduktion des Wortschatzes, Wortfindungs- und schließlich auch Sprachverständnisstörungen. Beeinträchtigungen von Gedächtnis und Orientierung sind vor allem zu Beginn der Erkrankung kaum vorhanden und bestehen anfangs insbesondere im Vergessen der sozialen Normen, nehmen im Verlauf aber zu. Für die Bezugspersonen dieser Kranken ist die Pflege, im Vergleich zur Pflege zu Alzheimerkranken, stärker belastend, da die Persönlichkeitsstörungen und Beeinträchtigungen des Sozialverhaltens mit affektiver Verflachung, Verlust des Taktgefühls und zunehmender Gleichgültigkeit gegenüber dem Wert zwischenmenschlicher Beziehungen besonders schwer zu bewältigen sind.

### Reversible Demenzformen
(durch Behandlung Heilung oder Verbesserung möglich)

Eine Vielzahl weiterer Erkrankungen kann zu Demenzerscheinungen führen. Darunter gibt es einige Demenzursachen, die grundsätzlich behandelbar sind. Hierzu gehört unter anderem der sogenannte Normaldruck-Hydrozephalus oder auch Altershirndruck. Bei dieser Erkrankung kommt es zu einem Druckanstieg des Nervenwassers in den Hirnkammern. Dieser Druckanstieg führt zu verschiedenen neurologischen Störungen, insbesondere zu einer Gangstörung (mit einem kleinschrittigen, „haftenden" Gangbild"), zu Störungen der Blasenkontrolle (Inkontinenz) und zu einer Demenzerkrankung. Durch operative Anlage eines entlastenden Ventilsystems kann der Druck im Gehirn ausgeglichen werden und es kommt zu einer Rückbildung der genannten Beschwerden.

Darüber hinaus gibt es Demenzsyndrome, die durch Stoffwechselstörungen verursacht werden. Am bekanntesten ist eine Schilddrüsenunterfunktion, die neben körperlichen Erscheinungen auch ein Demenzsyndrom verursacht. Durch Gabe von Schilddrüsenhormonen in Form einer täglich einzunehmenden Tablette lässt sich diese Erkrankung beheben. Bestimmte Vitaminmangelzustände können ebenfalls zu Demenzsyndromen führen. Durch Bestimmung der Vitamin-konzentrationen im Blut lassen sich diese Mangelerscheinungen erkennen und eine Gabe der notwendigen Vitamine kann die Beschwerden stoppen.

# 3 Wie wird eine Demenz diagnostiziert?

Eine Reihe von Warnsignalen kann auf eine Demenz hinweisen. Diese sind jedoch unspezifisch und sollen zunächst einmal für eine Erkennung einer möglichen Demenzerkrankung sensibilisieren. Eine Zunahme an Intensität und Häufigkeit der Auffälligkeiten kann dann eher richtig und früh genug eingeordnet werden. Je mehr dieser Warnsignale im Zeitverlauf zu beobachten sind, umso eher sollte eine ärztliche Diagnose gestellt werden.

1. **Rückzug von gewohnten Aktivitäten und Antriebsverlust**

   Das Interesse an Hobbys und sozialen Kontakten geht häufig sehr früh verloren.

2. **Erinnerungsprobleme im Alltagsleben**

   Die Kranken können sich nicht an Personen erinnern, die sie eigentlich kennen müssten. Telefonnummern fallen ihnen nicht mehr ein. Kurz zurückliegende Ereignisse sind wie ausgelöscht.

3. **Schwierigkeiten bei der Bewältigung von Routineaufgaben**

   Das Binden der Krawatte, der Schnürsenkel oder die Bedienung von Geräten im Haushalt bereitet Schwierigkeiten.

4. **Veränderungen der Sprache**

   Die Bezeichnung von ganz alltäglichen Dingen gelingt nicht mehr.
   Während eines Gesprächs geht plötzlich der rote Faden verloren.
   Der sprachliche Ausdruck und der Wortschatz verarmen. Wortfindungsprobleme.

5. **Orientierungsprobleme (Zeit, Ort und Situation)**

   Häufig treten Orientierungsprobleme zuerst an fremden Orten auf, später auch in vertrauter Umgebung. Die Kranken wissen dann nicht, wie sie dorthin gekommen sind, sie können sich nicht erinnern, welchen Tag oder welches Jahr wir haben.

6. **Probleme in der Beurteilung von Situationen**

   Gefahren im Straßenverkehr werden nicht erkannt oder falsch beurteilt. Verleugnung von Einbußen oder Verlagerung der Verantwortung auf andere Personen.

### 7. Probleme beim abstrakten rationalen Denken

Das Verständnis für Wert und Bedeutung von Geld geht verloren. Es gelingt nicht mehr, die Uhrzeit zu erkennen. Vorausschauendes und planendes Handeln sind erschwert.

### 8. Auffällige Zerstreutheit

Dinge werden an ungewöhnliche Orte verlegt – die Armbanduhr in den Kühlschrank, die Schuhe in den Wohnzimmerschrank. Glauben sich dann gelegentlich bestohlen.

### 9. Stimmungs- und Verhaltensschwankungen

Oft treten scheinbar grundlose Stimmungsänderungen auf, wie zum Beispiel rasches Wechseln von Stimmungslagen, Reizbarkeit bei kleinen Anlässen ("Fliege an der Wand"), häufig depressive Verarbeitung und Momente der Verzweiflung. Die Einfühlsamkeit für die Situation oder Gefühle Anderer sind vermindert.


Mögliche Risiken für Personen mit unerkannter Demenz

- Unzureichende Verwaltung persönlicher Finanzen

- Verkehrsunfälle (direktes und indirektes Verschulden aufgrund reduzierter Reaktionsfähigkeit, vorausschauendes Fahren und Beachten von zwei Vorgängen in Straßenverkehr gleichzeitig werden unmöglich)

- Unfälle in Haus und Garten (Fehleinschätzung von Gefahrensituationen, Betroffener versucht Fassade aufrechtzuerhalten, Ausreden etc.)

- Probleme am Arbeitsplatz: Unfälle, Fehler, peinliche Zwischenfälle (zum Beispiel Verhaltensauffälligkeiten bei
der Frontotemporalen Demenz, Probleme in der Affektsteuerung, Mobbing)

- Zwischenmenschliche Konflikte: Entfremdung von Familie und Belastung nahestehender Personen (Verhaltensauffälligkeiten: Rückzug, Minderung der Impulskontrolle, Schlafstörungen, Reizbarkeit, Wahn ...)

- Unzureichende Planung zukünftig notwendiger
Hilfen: Patientenverfügung, Vollmachten, Betreuung. Ist der Patientenwille

nicht festgehalten, gibt es oft Probleme, wenn es später Fragen zur Therapielimitierung gibt

- Geringere Lebensqualität als bei Patienten mit bekannter und behandelter Demenz

- Medikationsfehler. Missbrauch verordneter Medikamente, Verwendung nicht verordneter und evtl. kontraindizierter rezeptfreier Medikamente (Beruhigungsmittel, Schnupfenmittel). Anwendungsfehler bei „heiklen" Medikamenten (Insulin, Marcumar) oder bei Medikamenten mit geringer therapeutischer Breite (Digitalis)

- Unzureichende, schlecht organisierte medizinische Versorgung: Unangebrachte unnötige Diagnostik und Therapie, mangelnde Fähigkeit zur Compliance, versäumte Termine, bruchstückhafte Versorgung

- Das Risiko für einen akuten Verwirrtheitszustand (Delir) ist deutlich erhöht und wird noch höher bei zuvor schon eingeschränkter Gehirnfunktion.

Das Delir Risiko steigt zum Beispiel bei Infektionskrankheiten, Austrocknung, Schmerzen, Umgebungswechsel oder auch durch verschiedene Arzneimittel.

## 3.1 Anamnese und Untersuchung

Voraussetzung für das Diagnostizieren einer Demenz ist die Erhebung einer sogenannten Anamnese, das heißt einer Schilderung der medizinischen Vorgeschichte durch die Betroffenen selbst. Ergänzend sollte grundsätzlich immer eine Fremdeinschätzung durch nahe Angehörige eingeholt werden. Manchmal können die Betroffenen selbst, infolge bereits vorliegender Gedächtnisstörungen, wichtige Informationen zur Vorgeschichte nicht machen. Die Angehörigen können hingegen wichtige Veränderungen im Verhalten und in der Leistungsfähigkeit der Patienten schildern. Auch der Vergleich zwischen den Angaben der Betroffenen und den Angaben der Angehörigen kann wichtige Informationen liefern. So können Fehler beim Erinnern wichtiger biografischer Ereignisse besser entdeckt werden, wenn Hintergrundinformationen zur Lebensgeschichte der Patienten durch Angehörige beigebracht werden können.

Die Eigenanamnese sollte eine Schilderung der subjektiv wahrgenommenen Veränderungen umfassen sowie eine Schilderung der eigenen lebensgeschichtlichen Entwicklung. Dabei sollte nach wichtigen biografischen Eckdaten (Ausbildungsjahre, Berufsabschlüsse, Heirat, Geburt von Kindern etc.) gefragt werden. Außerdem ist nach wichtigen körperlichen Erkrankungen (Kopfverletzungen, Unfälle, Bewusstlosigkeiten, Operationen, schwere Erkrankungen, aktuelle medikamentöse Behandlung) zu fragen. Die Fremdanamnese zielt darauf, mögliche Veränderungen im Verhalten der Patienten zu eruieren. Auch ist nach Veränderungen in den täglichen Gewohnheiten und den Alltagsaufgaben zu fragen. Besonders wichtig ist es, eine Vergesslichkeit und mögliche Orientierungsstörungen zu eruieren. Zu klären ist, ob es sich um kurzfristige und relativ plötzlich aufgetretene Vorgänge handelt oder um langsam fortschreitende Veränderungen.

Eine körperliche Untersuchung, die auch einen neurologischen Untersuchungsteil mit einschließt, dient der Erfassung beziehungsweise dem Ausschluss möglicher körperlicher Erkrankungen, die mit einer Demenz einhergehen könnten.

## 3.2  Neuropsychologische Testverfahren

Zentraler Bestandteil der Demenzdiagnostik ist die Durchführung sogenannter neuropsychologischer Testungen. Hierbei werden definierte Aufgaben vorgegeben, die von der Testperson nach bestimmten Regeln bearbeitet werden sollen. Die gängigen Demenztests prüfen verschiedene Leistungsbereiche des Gehirns. Es geht dabei nicht nur um Gedächtnisleistungen, sondern auch um Sprachfunktionen, die Orientierung, räumliches Vorstellungsvermögen und Handlungsketten. Damit die Ergebnisse solcher Tests richtig beurteilt werden können, müssen vergleichbare Untersuchungsbedingungen vorliegen. Die Testuntersuchungen sollen in Ruhe und ohne Zeitdruck durchgeführt werden. Es müssen optimale Untersuchungsbedingungen vorliegen (ausreichende Beleuchtung im Raum, Verfügbarkeit von Sehhilfen beziehungsweise Hörgeräten, keine Störungen während der Testung etc.). Die gängigen Tests sind so konzipiert, dass sie einen Vergleich mit einer gesunden altersgleichen Bevölkerungsgruppe ermöglichen. Dabei wird eine normale intellektuelle Entwicklung und Schulbildung angenommen. Wenn Testpersonen eine unvollständige Grundschulbildung gehabt haben oder spezielle Teilleistungsstörungen (Legasthenie, Rechen-Störungen) aufweisen, so muss dieses in der Beurteilung der Testergebnisse berücksichtigt werden. Auch bei Menschen mit Migrationshintergrund und unvollständigem Spracherwerb sowie bei Analphabeten muss die Testuntersuchung dem individuellen Leistungsprofil Rechnung tragen; ein Vergleich mit einer Durchschnittsbevölkerung kann unangemessen sein. Die Durchführung der Tests muss standardisiert und neutral erfolgen. Hilfestellungen durch den Untersucher oder Angehörige würden das Testergebnis verfälschen. Die Auswertung der Tests muss das frühere schulische Niveau und die berufliche Ausbildung der Betroffenen berücksichtigen. Für die gängigen Tests sind sogenannte Normwerte entwickelt worden, die Leistungsgrenzen für bestimmte Altersgruppen festgelegt haben. Zu den gängigen einfachen Tests gehören der Mini-Mental-Status-Test (MMST), der Uhren-Test, der DemTect, der Test zur Früherkennung von Demenzen mit Depressionsabgrenzung (TFDD) und andere. Diese sind sogenannte Screening-Tests, die in kurzer Zeit durchgeführt und ausgewertet werden können. Sie können durch qualifiziertes Personal angewendet und müssen nicht unbedingt von Neuropsychologen ausgewertet werden. Sie dienen einer ersten Einschätzung zu der Frage, ob Funktionsstörungen wichtiger Hirnfunktionen festzustellen sind. Eine Unterscheidung verschiedener Demenzformen ist mit diesen Verfahren nicht möglich. Auch sind mit diesen Tests keine kurzfristigen Wiederholungsuntersuchungen vorgesehen, mit Ausnahme des DemTect, bei dem sogenannte Parallelversionen vorliegen, die eine Wiederholung der Untersuchung in einem kurzen Zeitabstand möglich machen.

Aufwändigere Verfahren sind sogenannte neuropsychologische Testbatterien. Diese Untersuchungsverfahren sind zeitaufwändiger und liefern genauere Untersuchungsergebnisse, die auch eine Abgrenzung verschiedener Demenzformen und die Unterscheidung verschiedener Schweregrade der Einschränkungen ermöglichen. Zu solchen neuropsychologischen Testbatterien gehört die in Deutschland inzwischen weit verbreitete CERAD-Testbatterie.

## 3.3 Bildgebende Untersuchungen

Die Durchführung einer Computer-Tomografie (CT) oder einer Magnet-Resonanz-Tomografie (MRT) ermöglicht eine Darstellung der Gehirnstrukturen. Mit einem solchen bildgebenden Untersuchungsverfahren können Anomalien des Gehirns erfasst werden, die zur Beurteilung der Frage, ob eine Demenz vorliegt, von großer Bedeutung sind. Insbesondere geht es darum, das Vorliegen von Hirntumoren oder Schlaganfällen sowie Hirnblutungen auszuschließen. Außerdem geht es darum, eine Schrumpfung des Gehirngewebes als Ausdruck des Untergangs von Nervenzellen zu erfassen. Mittels MRT können dabei außerdem einige entzündliche Veränderungen des Gehirns erkannt werden, die bei bestimmten neurologischen Erkrankungen auftreten können und die von einer Alzheimer-Demenz abgegrenzt werden müssen. Auch kann die MRT kleinere Durchblutungsstörungen noch besser als ein CT darstellen. Allerdings ist die MRT bei Patienten mit Herzschrittmachern nicht möglich und nicht jeder Patient toleriert die engen Untersuchungsbedingungen im MR-Tomografen. Das CT hat den Nachteil der Strahlenbelastung bei dieser Untersuchungstechnik (die mit Röntgenstrahlen erfolgt), bietet aber den Vorteil einer kürzeren Untersuchungszeit und weniger beengender Untersuchungsbedingungen als im MR-Tomografen.

In der Demenzdiagnostik sollte in jedem Fall entweder ein MRT oder aber wenigstens ein CT durchgeführt werden. In der Frühdiagnostik kann mit dem MRT eine Vermessung der Hippocampusformation vorgenommen werden, was in frühen Krankheitsstadien sehr aussagekräftige Informationen liefern kann. Eine Schrumpfung des Hirngewebes (sogenannte Gehirn-Atrophie) im Hippocampus ist ein typischer und früher Hinweis auf eine Alzheimer-Demenz. In Einzelfällen kann durch ein modernes, nuklearmedizinisches Untersuchungsverfahren, der sogenannten Positronen-Emissions-Tomografie (PET) eine Darstellung des Hirnstoffwechsels vorgenommen werden. Anhand der Abbildung des Glukose-Stoffwechsels im Gehirn kann bei der Alzheimer-Demenz eine Veränderung gegenüber gesunden Menschen bereits in frühen Krankheitsstadien gezeigt werden. Auch können andere Demenzformen, wie die frontotemporalen lobären Degenerationen, gegenüber der Alzheimer-Demenz abgegrenzt werden. Das PET-Untersuchungsverfahren arbeitet mit radioaktiv markierten Stoffen, ist relativ teuer und steht nur an spezialisierten Zentren zur Verfügung. Es ist damit als Untersuchungsverfahren in der Routine-Diagnostik von Demenzerkrankungen nicht geeignet und sollte speziellen Fragestellungen vorbehalten sein.

## 3.4 Laboruntersuchungen

Die Durchführung von Blutuntersuchungen dient im Zusammenhang mit der körperlichen und neurologischen Untersuchung dem Ausschluss einer schweren körperlichen Erkrankung, die ein Demenzsyndrom verursachen könnte. In der S3-Leitlinie Demenzen findet sich ein Vorschlag für eine Standard-Untersuchung, die im Zuge der Demenzdiagnostik durchgeführt werden sollte. Diese Standard-Diagnostik sollte im Bedarfsfall erweitert werden und den individuellen Gegebenheiten der Patienten Rechnung tragen. Dabei sind berufliche Aspekte (Exposition gegenüber bestimmten Schadstoffen (zum Beispiel Blei, Quecksilber, andere Umweltgifte) zu berücksichtigen. Auch bestimmte infektiöse Erkrankungen, die zu neuro-psychiatrischen Erkrankungen führen können (Syphilis, HIV), sind gegebenenfalls durch Laboruntersuchungen auszuschließen.

### Liquor-Diagnostik

Das Nervenwasser (Liquor) ist eine Flüssigkeit, die in den Hirnkammern in einem speziellen Gewebe produziert wird. Nervenwasser füllt die Hirnkammern und umspült das Nervengewebe von Gehirn und Rückenmark. Da es mit dem Nervengewebe in Kontakt kommt, können sich Entzündungsvorgänge und bestimmte Stoffwechselvorgänge des Gehirns auch im Nervenwasser niederschlagen. Nervenwasser kann durch eine Punktionsnadel aus dem Rückenmarkskanal abgezogen und untersucht werden. Die Liquor-Diagnostik spielt in der Demenzabklärung eine wichtige Rolle, wenn es darum geht, entzündliche Erkrankungen des Gewebes zu erfassen. Nicht bei jeder typischen Demenz im hohen Lebensalter muss eine Nervenwasseruntersuchung zur Absicherung der Diagnose vorgenommen werden. Die Nervenwasseruntersuchung ist unter anderem dann angezeigt, wenn sich im MRT Entzündungshinweise gefunden haben, wenn die Demenzerkrankung ungewöhnlich früh manifestiert oder einen ungewöhnlich raschen Verlauf zeigt. Ein solch rascher Verlauf mit Voranschreiten des geistigen Abbauprozesses innerhalb weniger Wochen kann bei der sehr seltenen Creutzfeldt-Jacob-Erkrankung vorliegen. In diesem Fall sind bestimmte Protein-Untersuchungen des Nervenwassers angezeigt.

## 3.5 Stellenwert sogenannter Biomarker

Im Nervenwasser von Patienten mit einer Alzheimer-Demenz findet sich typischerweise eine Reduktion des sogenannten Beta-Amyloids sowie eine Erhöhung des Tau-Proteins. Beim Tau-Protein können durch Phosphorylierung unterschiedliche Proteinformen auftreten. Deren Mengen-Verhältnis zueinander sowie das Verhältnis zum Beta-Amyloid können in Quotienten ausgedrückt werden. Möglicherweise wird die Bestimmung dieser Proteine und ihrer Quotienten in der Frühdiagnostik einen wichtigen Stellenwert bekommen, wenn es um die Erfassung der biochemischen Vorgänge zu Beginn des Demenzprozesses geht. Es wird gehofft, dass sich mittels dieser sogenannten „Biomarker" die Krankheit bereits in einem Stadium feststellen lässt, noch bevor es zum Untergang großer Mengen von Nervenzellen und der Manifestation des Vollbilds der Demenz gekommen ist. Wenn ursächlich-wirkende, medikamentöse Behandlungen zur Verfügung stehen (und viele Forscher gehen davon aus, dass es in den nächsten Jahren solche Medikamente geben wird), könnte auf der Grundlage der Biomarker eine frühzeitige Therapie der Alzheimer-Krankheit begonnen werden.

Diagnosekriterien für die Leichte Kognitive Beeinträchtigung (LKB)

- subjektive Gedächtniseinbußen

- fremdanamnestische Bestätigung der Gedächtnisstörungen

- ausschließlich Leistungsminderung in validierten Gedächtnistests

- normale sonstige kognitive Leistungen

- keine Einschränkungen der Alltagskompetenz

**Übergangsrisiko** (Konversionsrate) zur Demenz pro Jahr:
Mit LKB circa 10 bis 15 %, dagegen ohne LKB nur circa 1 bis 2 %.

Damit ergibt sich ein Muster von Risikofaktoren, das eine Identifizierung einer Risikoperson zur Entwicklung einer Demenz erleichtert. Auch hier geht es um frühe Sensibilisierung von Angehörigen, aber auch der Ärzte, insbesondere des Hausarztes.

Danach können wir heute eine Reihe von Faktoren benennen, die eine Personengruppe mit einem erhöhten Risiko für Demenz charakterisieren:

☑ Alter circa 70 bis 80 Jahre

☑ Vorliegen einer leichten kognitiven Beeinträchtigung (LKB)

☑ Nachweis somatischer Risikofaktoren (die bösen 5)

- ☹ **Bluthochdruck**
- ☹ **Fettstoffwechselstörung**
- ☹ **Diabetes**
- ☹ **Nikotin**
- ☹ **Übergewicht**

☑ Alkoholanamnese mit schädlichem Gebrauch von Alkohol

☑ Bericht des/r Patienten/in oder Angehörigen über Veränderungen bei der Alltagsbewältigung, in den Gedächtnisleistungen, im Verhalten oder der Gefühlslage.

☑ Beobachtungen von Veränderungen durch Betroffenen selbst oder Bezugspersonen beziehungsweise Arzt

## Ethische Probleme der Frühdiagnostik

Die Durchführung von Frühdiagnostik bei Demenzerkrankungen wirft verschiedene ethische Fragen auf. Es ist daher im Vorfeld zu prüfen, ob eine Frühdiagnostik eingeleitet wird und welche Maßnahmen damit möglicherweise verbunden sind.

Die Aufklärung und Beratung über die Diagnose einer Demenz erfordert Einfühlungsvermögen und Fachkenntnis. Für einige Ärzte ist es schwierig, die Diagnose einer Demenz zu besprechen, unter anderem wenn ein lange bestehendes Behandlungsverhältnis vorliegt und der betroffene Patient mit der Diagnose in keiner Weise rechnet. Abzulehnen ist es, die Patienten im Unklaren zu lassen und nur die Angehörigen zu informieren. Eine Aufklärung kann stufenweise und behutsam vorgenommen werden, wobei es nicht darum geht, Ängste der Patienten vor Hilflosigkeit und Abhängigkeit zu fördern, sondern eine mögliche Behandlungsperspektive aufzuzeichnen.

Wenn im Zuge der Frühdiagnostik einer Demenz von den Betroffenen der ausdrückliche Wunsch vorgetragen wird, Angehörige in die Diagnostik und die Beratungen nicht mit einzubeziehen, sollte Vorsicht geboten sein. In diesen Fällen ist vor Durchführung der Diagnostik sorgfältig zu eruieren, welche Konsequenzen sich für den Einzelnen ergeben könnten. Insbesondere sind depressive Symptomatik und mögliche suizidale Gefährdung abzuklären.

Einige Patienten haben in frühen Krankheitsstadien eine gut erhaltene Wahrnehmung ihrer Defizite und suchen von sich aus weitere diagnostische Abklärung. Andere hingegen nehmen ihre demenzbedingten Leistungsdefizite nicht wahr und fühlen sich unverändert gesund und voll leistungsfähig. Aus dieser fehlenden Krankheitswahrnehmung können sich gefährliche Konsequenzen ergeben, wenn zum Beispiel infolge der Kritikminderung die räumliche Orientierungsstörung nicht erkannt wird und der notwendige Verzicht auf das Führen von Kraftfahrzeugen aller Art nicht akzeptiert wird. Hier ergibt sich das ethische Dilemma, dass gegebenenfalls zum Schutz der Betroffenen und der Allgemeinheit die Fahrerlaubnis entzogen und das Führen von Fahrzeugen konsequent unterbunden werden muss. Fehlende Krankheitswahrnehmung gibt es nicht nur aufseiten der Kranken selbst, sondern manchmal auch bei nahen Angehörigen.

Diese können dann die Diagnose einer Demenz nicht akzeptieren und bagatellisieren die Alltagsprobleme oder versuchen aus falscher Scham, das Krankheitsbild zu verbergen. Eine Konfrontation mit der Diagnose und den sich daraus ergebenden Konsequenzen kann schwere Spannungen und Behandlungs- und Beziehungsabbrüche verursachen.

Eine Sondersituation stellen die seltenen, autosomal-dominaten Formen der Alzheimer-Demenz dar. Bei diesen vererblichen Formen der Demenz können sich durch die Feststellung der Diagnose Konsequenzen nicht nur für die von der Krankheit bereits Betroffenen ergeben, sondern auch für deren Nachkommen. Im Fall von Kindern und Enkelkindern ist zu klären, ob die von einer möglichen Vererbung betroffenen Nachkommen selbst eine entsprechende Diagnostik und Aufklärung wünschen. Solche komplizierten ethischen Entscheidungen sollten nur nach einer humangenetischen Beratung gefällt werden.

**Für die Offenlegung der Diagnose sprechen:**
Gelegenheit eine Zweitmeinung einzuholen
Recht des Betroffenen auf Wissen
Wunsch und Wille des Betroffenen
Erleichterung der Lebensplanung
Lernen mit der Krankheit umzugehen
Optimierung der Behandlungsmöglichkeiten

**Gegen die Offenlegung der Diagnose sprechen:**
Das Recht auf Nichtwissen
Mangel an effektiven Therapiemöglichkeiten
Risiko von emotionalen Störungen (Depression, Angst, Suizidalität)
Stigmatisierung und Ausgrenzung

Bewältigungsstrategien zu Beginn einer Demenzerkrankung
Frühsymptome im Demenzverlauf weisen auf Bewältigungsstrategien hin, die für den weiteren Krankheitsverlauf von Bedeutung sind und diesen beeinflussen (Stuhlmann 2011).

**Diese (meist unbewussten) Strategien haben das Ziel, das Bild eines kompetenten Menschen vor sich selbst und der Umwelt aufrecht zu erhalten.**

- Rückzug von Alltagsaktivitäten
- Reduzierung von Lebensenergie
- Rigidität (Starre im Denken und Verhalten)
- mangelnde Verwertung von Rückmeldung (Feedback)
- Depression (oft Jahre vor Diagnosestellung)
- Vermeidungsverhalten
- Delegation von Verantwortung (Abhängigkeit in Beziehungen)
- Projektion (Verschieben von Verantwortung auf andere)
- Schutz vor Verletzung des Scham- und Selbstwertgefühls durch Verleugnung und Abwehr

# 4 Testen Sie sich selbst

**Bitte beantworten Sie die fünf Fragen mit „JA" oder „NEIN":**

1. Haben Sie den Eindruck, dass Ihre Leistungsfähigkeit – insbesondere das Gedächtnis und die Konzentrationsfähigkeit – in den letzten Wochen oder Monaten deutlich abgenommen hat?

   ☐ JA     ☐ NEIN

2. Haben Sie größere Schwierigkeiten, den Sinn längerer Texte oder Fernsehsendungen zu erfassen?
   Müssen Sie beispielsweise einzelne Buchseiten häufiger lesen?

   ☐ JA     ☐ NEIN

3. Vergessen Sie häufiger als früher wichtige Verabredungen oder finden Sie regelmäßig Rechnungen, Schriftstücke oder Gegenstände nicht wieder?

   ☐ JA     ☐ NEIN

4. Macht es Ihnen mehr Mühe, Ihren Alltag zu meistern? Fällt Ihnen beispielsweise das Einkaufen schwerer oder haben Sie neuerdings Probleme, aufwändige Gerichte zuzubereiten, weil Ihnen die Zutaten nicht mehr einfallen?

   ☐ JA     ☐ NEIN

5. Bemerken Sie an sich, dass Sie das Interesse an Tätigkeiten verlieren, die Ihnen früher Spaß gemacht haben? Wie ins Kino zu gehen oder Freunde einzuladen? Möchten Sie sich am liebsten zu Hause „verkriechen"?

   ☐ JA     ☐ NEIN

## Bewertung

Wenn Sie ein- oder mehrmals mit „JA" geantwortet haben, dann kann dies bereits ein erster Hinweis darauf sein, dass sich Ihr Gedächtnis in der letzten Zeit verschlechtert hat.

Dafür gibt es viele verschiedene, meistens völlig harmlose Ursachen.

Nehmen Sie diesen kurzen Test bitte dennoch als Anlass, mit Ihrem Arzt darüber zu sprechen. Am besten jetzt gleich. Für Ihre Zukunft.

Vielleicht haben Sie aber in der einen oder anderen Frage Verhaltensweisen Ihres Partners erkannt. Bitte nehmen Sie auch das ernst und vereinbaren Sie ein gemeinsames Gespräch mit Ihrem Arzt. Für Ihre gemeinsame Zukunft.

Unabhängig vom Ergebnis kann ein solcher Test ein Gespräch oder eine Untersuchung durch Ihren Arzt keinesfalls ersetzen. Wenn Sie sich unsicher fühlen oder noch Fragen offen bleiben, sprechen Sie bitte Ihren Arzt darauf an.

# 5 Was sind Risikofaktoren?

Die Identifizierung von Risikopersonen und der leichten kognitiven Beeinträchtigung (LKB) ist ein wesentlicher Schritt in der Früherkennung der Demenzerkrankung und stellt die Weichen zur Einleitung weiterer gezielter diagnostischer Maßnahmen. Die Symptome der leichten kognitiven Beeinträchtigung gehören neben dem Alter zu den validesten Prädiktoren für eine Konvergenz in eine spätere Demenzentwicklung.

Subjektive Angaben über Gedächtnisstörungen und eine entsprechende Besorgtheit darüber, hat sich als Risikophase vor die LKB vorgeschaltet.

# 6 Was kann ich selbst zur Vorbeugung beitragen?

Die folgenden Hinweise können helfen, das Risiko (das heißt die Wahrscheinlichkeit) an einer Demenz zu erkranken, zu verringern.

## Realistisch bleiben

Vererbung spielt nur bei denjenigen Demenzfällen eine zentrale Rolle, die sich schon sehr früh bemerkbar machen (35. bis 60. Lebensjahr). Eine solche Veranlagung ist jedoch selten. Selbst wenn mehrere ältere Personen in Ihrer Familie an Demenz erkrankt sein sollten, brauchen Sie nicht zu erschrecken. Offenbar gibt es in Ihrer Familie zwar eine höhere Erkrankungswahrscheinlichkeit für Demenz, dies bedeutet aber auf keinen Fall, dass auch Sie davon betroffen sein müssen.

Ziel der Vorbeugung ist es, das Netzwerk der Nervenzellen so dicht wie möglich zu knüpfen, um so dem Angriff der Krankheit länger standhalten zu können (Reservekapazität des Gehirns).

## Risikofaktoren überprüfen

Manche Gesundheitsprobleme, die sich nachteilig auf die Blutgefäße auswirken, erhöhen auch das Risiko für die beiden häufigsten Demenzformen (Alzheimer- und vaskuläre Demenz). Das gilt vor allem für erhöhte Homocysteinwerte, Bluthochdruck und einen hohen Cholesterinspiegel. Überprüfen Sie daher mit Hilfe Ihres Arztes, inwieweit Sie von den genannten Problemen als Risikofaktoren für eine Demenz betroffen sind, und entwickeln Sie ein individuelles Vorsorgeprogramm.

## Geistig und körperlich aktiv bleiben

Wissenschaftliche Untersuchungen belegen, dass geistig und körperlich rege Menschen seltener an Alzheimer-Demenz erkranken. Entsprechende Aktivitäten beeinflussen nicht nur die bereits erwähnten Risikofaktoren, vermutlich erhalten sie auch Struktur und Funktion des Gehirns. Nutzen Sie daher in Ihrem Alltag möglichst viele Gelegenheiten zur Bewegung und geistiger Herausforderung. Laufen Sie Treppen, statt Fahrstühle zu benutzen. Gehen Sie zu Fuß oder nehmen

Sie Ihr Fahrrad, wenn die Wegstrecke nicht ein Kraftfahrzeug erfordert. Genießen Sie Gartenarbeit und benutzen Sie Hausarbeit zur Förderung Ihrer Beweglichkeit. Lesen Sie anspruchsvollere Texte, suchen Sie die Diskussion mit anderen Menschen, wagen Sie Neues oder lösen Sie kniffelige Rätsel. Sehr wirksam sind auch Tanzen („Wir tanzen wieder") oder Spielen eines Musikinstrumentes.

## Sich ausgewogen ernähren

Eine fett- und kalorienreiche Ernährung erhöht sowohl das Risiko für die Alzheimer- als auch für die vaskuläre Demenz. Wenn Ihre Cholesterinwerte zu hoch sind, sollten Sie daher – neben einer eventuellen medikamentösen Behandlung und ausreichender Bewegung – auf eine angemessene fettarme Ernährung achten. Sorgen Sie für eine an **Folsäure, Vitamin B6 und Vitamin B12** reiche Nahrung, insbesondere wenn Sie zu denjenigen circa 10 % der Bevölkerung gehören, die zu viel Homocystein im Blut haben. Besonders reich an Folsäure sind beispielsweise Spinat, Broccoli, Rosen-, Grün- und Blumenkohl, Eigelb, Spargel, Tomaten, Roggenvollkorn, Weizenkeime, Hefe und Leber.

Ihren Vitamin B-Bedarf decken Sie mit Bananen, Kirschen, Hülsenfrüchten, Fleisch, Leber, Fisch, Milch und Milchprodukten, Vollkornprodukten und Bierhefe. Vitamin $B_{12}$ kommt besonders in tierischen Nahrungsmitteln vor (Leber, Muskelfleisch, Milch und Eier). Weitere, möglicherweise demenzvorbeugende diätetische Maßnahmen sind regelmäßige Fischspeisen. Die Einnahme von Anti-Oxidantien (Vitamine E und C, Carotin oder Selen) als Nahrungsergänzung kann im Einzelfall sinnvoll sein.

## Frühzeitig anfangen

Vor allem die Alzheimer-Krankheit hat eine lange Vorlaufphase (bis zu 30 Jahre, bevor erste Symptome auftreten). Sie haben also ausreichend Zeit, ihr vorzubeugen. Fangen Sie nicht erst im Rentenalter an!

# 7 Checkliste zur Vorbereitung des Arztbesuches zur Frühdiagnostik und der weiteren Behandlung dementieller Erkrankungen

---

Checkliste für Herrn/Frau

Name ................................. Vorname ...................................

Geburtsdatum ................

---

Die folgende Checkliste soll Betroffene und Angehörige dabei unterstützen, sich möglichst optimal auf den Arztbesuch vorzubereiten oder aber einen Überblick über die Krankheit und ihren Verlauf zu bekommen.

Am besten gehen Sie diese Fragen vor dem Arztbesuch, wenn möglich gemeinsam, durch und machen sich dazu Notizen. Die Fragen sind entweder mit **Ja** oder **Nein** beziehungsweise **frei** zu beantworten.

Anmerkungen können frei hinzugefügt werden. Eine komplette Übersicht **aller** eingenommenen Medikamente ist hilfreich.

| Aktuelle Beschwerden – Problembereiche mit Beispielen | nein | ja |
|---|---|---|
| **Gibt es Probleme mit dem Gedächtnis?** Namen vergessen? Termine vergessen? Immer wieder dieselben Fragen? Personen nicht mehr erkannt? Werden Gegenstände verlegt? Roter Faden im Gespräch reißt immer wieder ab? | | |
| **Sprache:** Fallen Begriffe nicht mehr ein? Falsche Bezeichnungen? Verarmung der Sprache? | | |

| | nein | ja |
|---|---|---|
| **Denken:**<br>Probleme beim abstrakten oder logischen Denken? Schwierig-keiten beim Planen und vorausschauenden Denken? Einschät-zen von Risiken? | | |
| **Alltagsaktivitäten:**<br>Probleme beim Anziehen, Waschen, Kochen, Einkaufen, Um-gang mit Geld? Vernachlässigung der Hygiene? Riskante Ver-haltensweisen – zum Beispiel im Straßenverkehr? | | |
| **Orientierung:**<br>Bestehen Schwierigkeiten sich in fremder Umgebung zurechtzu-finden? Werden Tag, Uhrzeit, Monat, Jahr vergessen oder immer wieder verwechselt? | | |
| **Stimmung und Antrieb:**<br>Herrscht im Allgemeinen eine niedergedrückte freudlose Stim-mungslage vor?<br>Interesse verloren? Oft an den Tod gedacht? Starke Stimmungs-schwankungen?<br>Angst? Unruhe? Kein Schwung? Keine Energie? Teilnahmslosig-keit?<br>Konzentration: Kann eine Zeitschrift ganz gelesen werden?<br>Bestehen Schlafstörungen – Tag-Nacht Umkehr? Gibt es andere deutliche Schwankungen der Beschwerden? Abhängig von der Tageszeit? Nehmen bestimmte Probleme am Nachmittag zu?<br>Hat sich die Persönlichkeit verändert? Zum Beispiel durch Zu-spitzung von Charakterzügen? Zeigt sich taktloses Verhalten? Verlust von Kontrolle? | | |
| **Welches der Probleme steht momentan im Vordergrund?** | | |

| Erkrankungen oder gesundheitliche Probleme in der Vergangenheit | nein | ja |
|---|---|---|
| Durchblutungsstörungen des Gehirns: Schlaganfall? Schwindel? Schwarzwerden vor Augen? Stürze? Vorübergehende Lähmungserscheinungen? | | |
| Herz: Herzerkrankung, früherer Herzinfarkt, Herzschwäche? Atemnot? Herzrhythmusstörungen? | | |
| Beine: Schaufensterkrankheit, Schmerzen in den Beinen beim Gehen? | | |
| Diabetes beziehungsweise Zuckerkrankheit: Erhöhte Blutzuckerwerte bekannt? | | |
| Hoher Blutdruck? | | |
| Depression: Stimmung? Antrieb? Energie? Gewichtsverlust? Schlafstörungen? | | |
| Missbrauch von Alkohol oder Medikamenten? | | |
| Neurologische Erkrankungen, zum Beispiel Parkinson-Krankheit? Schlaganfall? Andere Erkrankungen des Gehirns? | | |
| **Anmerkungen** | | |

| Vorerkrankungen in der Familie | nein | ja |
|---|---|---|
| Gab oder gibt es ähnliche Probleme beziehungsweise Krankheiten in der Familie (Eltern, Geschwister)? | | |
| Andere chronische Krankheiten in der Familie? Z. B. Fettstoffwechselstörung | | |
| **Anmerkungen** | | |

| Risikofaktoren | nein | ja |
|---|---|---|
| Rauchen? | | |
| Fettstoffwechselstörung? Hohes Cholesterin? | | |
| Übergewicht? | | |
| Bewegungsmangel? | | |
| Bluthochdruck? | | |
| Zuckerkrankheit? | | |
| Frühere Kopfverletzung? | | |

40

| Bisherige Untersuchungen und Befunde | nein | ja |
|---|---|---|
| Testuntersuchungen? <br> Wenn „JA": Welche Verfahren? | | |
| Computertomografie oder Kernspintomografie? <br> Wann: <br> Wo: | | |
| Laboruntersuchungen: <br> Gab es auffällige Werte bei (bitte ankreuzen) <br> ☐ Cholesterin ☐ Blutzucker ☐ Schilddrüsenwerte ☐ Folsäure <br> ☐ Vitamin B12 ☐ Homocystein ☐ andere ................ <br> Psychiatrische beziehungsweise nervenärztliche Untersuchung? | | |
| **Anmerkungen** | | |

| Zur Zeit durchgeführte Behandlungen<br>**Welche Medikamente werden eingenommen?** | nein | ja |
|---|---|---|
| Medikamente zur Verbesserung der geistigen Leistungen – insbesondere des Gedächtnisses?<br>Wenn „ja" – welche: | | |
| Blutdruckmedikamente? | | |
| Herzmedikamente? | | |
| Blutzuckersenkende Medikamente? Insulin? | | |
| Parkinson-Medikamente? | | |
| Medikamente zur Beruhigung? | | |
| Schmerzmedikamente? | | |
| Andere Medikamente? Welche? | | |
| Andere Behandlungen? | | |
| **Anmerkungen** | | |

| Die momentane soziale Situation der/des Betroffenen? | nein | ja |
|---|---|---|
| Lebt die betroffene Person alleine? | | |
| Lebt sie mit Familienangehörigen? (Bitte ankreuzen) ☐ Ehegatten ☐ Kindern ☐ in einer Wohngemeinschaft ☐ im Heim | | |
| Besteht eine gesetzliche Betreuung durch das Gericht? | | |
| Ist die betroffene Person noch in der Lage, sich weitgehend alleine zu versorgen? | | |
| Werden Hilfen in Anspruch genommen? | | |
| Gibt es eine Einstufung durch die Pflegeversicherung? Wenn „ja": Stufe … | | |
| Es wurde noch kein Antrag gestellt. | | |
| **Anmerkungen** | | |

Diese Checkliste wurde ausgefüllt durch:

Name: ............................... Vorname: ...............................

Bezug zur betroffenen Person: ...............................................

© Diese Checkliste wurde von den Autoren der Veröffentlichung „Früherkennung der Demenz" Dr. Wilhelm Stuhlmann und Prof. Tillmann Supprian im Rahmen eines Projektes des Landesverbandes der Alzheimer-Gesellschaften NRW (2013) erstellt.

# 8 Literaturangaben

Stuhlmann, W. (2009)
*Früherkennung und ambulante Behandlung von Demenzerkrankungen.*
In: Kooperation und Verantwortung in der Gemeindepsychiatrie
Aktion Psychisch Kranke, (Hrsg.) 278–285, Bonn.

Stuhlmann, W. (2011)
*Demenz braucht Bindung*
Ernst Reinhardt Verlag, München und Basel.

Diagnose- und Behandlungsleitlinie Demenz. (2010) Interdisziplinäre S3-Praxis-leitlinien. Hrsg. Deutsche Gesellschaft für Psychiatrie, Psychotherapie und Nervenheilkunde (DGPPN) und Deutsche Gesellschaft für Neurologie (DGN) Springer-Verlag, Berlin.

Supprian, T. (2010)
*Frühdiagnostik von Demenzerkrankungen.*
In: Konzepte, Methoden und Praxis der klinischen Psychiatrie. W. Gaebel, P. Falkai, W. Rössler (Hrsg.). Kohlhammer-Verlag, Stuttgart.

## Links

Im Folgenden finden Sie einige nützliche Links zum Thema:

### Aktion Demenz e. V.

Aktion Demenz ist eine deutschlandweite bürgerschaftliche Initiative, die sich als Netzwerk versteht. Unser Ziel ist es, Mitbürgerinnen und Mitbürger dafür zu gewinnen, sich für Wohlergehen und gesellschaftliche Teilhabe von Menschen mit Demenz und ihrer Begleiter zu engagieren.
http://www.aktion-demenz.de

## Alzheimerforum

Das Alzheimerforum stellt umfassende und aktuelle Information rund um das Thema Alzheimer und andere Demenzformen zur Verfügung. Neben einer Auflistung von Selbsthilfegruppen finden sich auch zahlreiche Angebote zur Beratung, Betreuung und andere Informationen.
http://www.alzheimerforum.de

## Bewegung bei Demenz

Auf dieser Webseite finden Sie Informationen rund um das körperliche Training bei demenzieller Erkrankung.
http://www.bewegung-bei-demenz.de

## Deutsche Alzheimer Gesellschaft

Umfassende Information über alle Aspekte der Demenz und dem Leben mit Menschen mit Demenz. Es findet sich auch eine Liste der Gedächtnissprechstunden nach Postleitzahlen geordnet.

Es wird ein breites Angebot an Informationen zum Downloaden bereitgestellt.
http//:www.deutsche-alzheimer.de

## Kuratorium Deutsche Altershilfe

Viele Informationen und Veröffentlichungen rund um ein selbstbestimmtes Leben im Alter.
http://www.kda.de

## Wegweiser Demenz

Ein Angebot des Bundesministeriums für Familie, Frauen, Senioren und Jugend mit Informationen, einem Diskussionsforum und einem Service-Angebot.
http://www.wegweiser-demenz.de

Alzheimer NRW

Die offizielle Webseite des Landesverbandes der Alzheimer-Gesellschaften NRW, mit 18 Millionen Einwohnern das größte Bundesland.

Schwerpunkte sind Informationen über Angebote und Termine der Selbsthilfe für Betroffene und Angehörige. Ausführliche Informationen über das Angebot „Leben mit Demenz".
www.Alzheimer-NRW.de

www.ingramcontent.com/pod-product-compliance
Lightning Source LLC
Chambersburg PA
CBHW071415200326
41520CB00014B/3459